Étude sur les Sourds-Muets

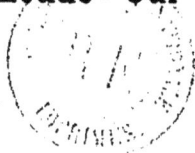

Dᴿ Robert JOUET

de la Faculté de Médecine de Paris
Chef de clinique à l'Institut national
des Sourds-Muets,

Étude sur les Sourds-Muets

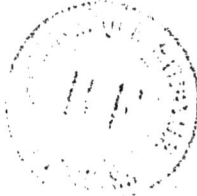

PARIS

JOUVE & Cⁱᵉ, éditeurs

15, rue Racine

1917

DU MÊME AUTEUR

1911. 17 juin. — En collaboration avec le Dr Malherbe.
Traitement chirurgical des végétations daé-
noïdes et de l'hypertrophie des amygdales, in
le *Bulletin médical.*

1912. Troubles de l'odorat, in *Bulletin d'oto-rhino-laryn-
gologie*, t. XV, n° 3.

1913. 24 décembre. — En collaboration avec le Dr Malherbe.
Traitement d'urgence de l'abcès mastoïdien, in
le *Bulletin médical.*

1914. Les diverses formes de la tuberculose laryngée
et leur traitement, in *Bulletin d'Oto-rhino-laryn-
gologie*, t. XVII, n° 6.

Étude sur les Sourds-Muets

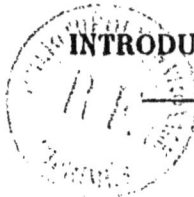

INTRODUCTION

Si nous reprenons, après tant d'autres, le problème de la surdi-mutité, c'est que, depuis longtemps, nous vivons au milieu des sourds-muets.

Chaque année, avec les médecins de l'Institution nationale des Sourds-Muets de Paris, les docteurs Ch. Leroux, Castex, Grossard et Malherbe, nous examinons les nouveaux élèves, mais pour intéressants que soient les résultats de ces examens, ils ne sauraient servir à une étude d'ensemble sur la surdi-mutité puisque l'Institution de Paris ne reçoit que des garçons.

Au contraire, à la Clinique qui est annexée à cet établissement se présentent indifféremment des sourds-muets des deux sexes et en prenant personnellement les observations de ces enfants nous avons pu en réunir 470 qui servent de base à notre travail.

Nous ne nous sommes occupé que des sourds muets normaux et, par ce terme, nous entendons les enfants qui, en dehors de leur surdi-mutité ne présentent aucune tare, laissant systématiquement de côté les dégénérés chez lesquels la surdi-mutité n'est qu'une infirmité accessoire.

Comparant les conclusions de nos observations personnelles avec celles des auteurs qui se sont occupés avant nous de la surdi-mutité, nous avons étudié d'une façon spéciale la pathogénie et la prophylaxie qui constituent, à notre avis, les éléments les plus intéressants de la question.

CHAPITRE PREMIER

CLASSIFICATION

Surdi-mutité congénitale et surdi-mutité acquise

Tous les spécialistes, médecins ou professeurs des institutions spéciales, qui s'occupent de surdi-mutité, classent les sourds-muets en deux catégories principales :

1° Les sourds-muets congénitaux qui n'ont jamais entendu et par conséquent jamais parlé, la mutité étant dans la très grande majorité des cas une conséquence de la surdité ;

2° Les sourds-muets acquis qui entendaient lors de la naissance, ont généralement parlé et sont devenus sourds à la suite d'une des affections que nous étudierons. Si la surdité acquise frappe l'enfant avant l'âge de huit ans, d'une façon générale, il perd l'usage de la parole et devient un sourd-muet.

Au point de vue pédagogique, sourds de naissance et sourds acquis se divisent encore en *sourds complets* et *demi-sourds*, ces derniers comprenant les enfants qui, quoique percevant certains sons n'entendent pas suffisamment pour apprendre le langage et comme tels relèvent des institutions de sourds-muets.

Quelle est des deux variétés de surdi-mutité : acquise ou congénitale, celle qui est la plus fréquente ?

Beaucoup de statistiques anciennes donnaient la priorité à la surdité acquise ; pour Saint-Hilaire le nombre des surdi-mutités congénitales serait à peu près le même que celui des surdités acquises ; les travaux les plus récents penchent en faveur de la surdité congénitale.

Cette différence d'opinions tient surtout à l'interprétation de la surdité congénitale et nous croyons qu'il faut revenir à la définition d'Itard qui entendait par surdité congénitale la surdité de naissance et du bas âge.

On conçoit en effet qu'il est très difficile de savoir dans les premiers mois qui suivent la naissance si un enfant entend ou n'entend pas car rarement le spécialiste est consulté à cette époque. D'autre part il ne faut tenir en général aucun compte de l'interrogatoire des parents, car constamment nous en voyons qui nous présentent un enfant manifestement sourd-muet et cependant affirment qu'il entend très bien et prononce très distinctement *papa* et *maman* alors qu'il ne s'agit que de vagissements inarticulés que l'imagination maternelle transforme en mots distincts.

Donc, nous entendons par sourd-muets *congénitaux* les enfants sourds qui n'ont jamais parlé et par *sourds-muets acquis*, les enfants qui ayant *positive-*

ment parlé sont devenus sourds et ont perdu consécutivement l'usage de la parole.

Les deux catégories de surdi-mutités étant ainsi comprises nous avons trouvé les chiffres suivants :

	Surdité congénitale	Surdité acquise
GARÇONS................	209	72
FILLES...................	139	50
TOTAL.........	348	122

Le pourcentage s'établit de la façon suivante :

CONGÉNITAUX........	Garçons	74.5 o/o
—	Filles	73.5 o/o
ACQUIS..............	Garçons	25.5 o/o
—	Filles	26.5 o/o

Les deux sexes semblent donc être atteints dans la même proportion qu'il s'agisse de surdité congénitale ou de surdité acquise.

Une statistique générale de France publiée par le ministère de l'Agriculture et du Commerce indique sur un total de 21.395 sourds-muets, 16.127 sourds de naissance et 5.368 sourds acquis, soit une proportion de 75 pour 100 de congénitaux.

En compulsant les Archives de l'Institution nationale, nous avons trouvé sur 237 observations du Dr Ladreit de Lacharrière 171 sourds de naissance, soit une proportion de 71 pour 100.

Sur 114 observations prises en collaboration avec les Drs Castex, Grossard et Malherbe nous trouvons 83 congénitaux, soit 72 pour 100.

Notre maître Castex, dans son rapport au Congrès de Madrid, sur un ensemble de 95 cas relève soixante-dix fois la surdité congénitale soit un pourcentage de 73 pour 100.

Nous pouvons donc logiquement conclure de ces différents travaux que la surdi-mutité congénitale est environ *trois fois* plus fréquente que la surdi-mutité acquise.

La surdi-mutité dans les deux sexes

La surdi-mutité, qu'elle soit acquise ou congénitale est plus fréquente dans le sexe masculin que dans le sexe féminin : toutes les statistiques publiées sont d'accord sur ce point.

Dons l'important travail du Dr Graham Bell sur *les Sourds aux États-Unis d'après le recensement général de 1900*, travail traduit et analysé par M. A. Legrand dans *la Revue générale des Sourds-Muets*, on trouve, sur les 89,287 sourds des États-Unis, les proportions suivantes : 52,5 pour 100 pour les hommes et 47,5 pour 100 pour les femmes.

Pour les sourds de naissance, on compte 7.670 hommes, soit 53 p. 100 et 6.804 femmes, soit 47 p. 100.

Kerr Love en 1896 trouvait en Angleterre 3.365 hommes, soit 63 p. 100 et seulement 1927 femmes.

Castex reproduisant la population des diverses institutions nationales de France donne les chiffres suivants.

Institution de Paris.........	275 garçons
Institution de Bordeaux....	232 filles
Institution de Chambéry....	85 garçons
—	32 filles

Soit un total de 360 garçons et de 264 filles et une proportion de 58 p. 100 en faveur des garçons.

C'est à peu près aux mêmes chiffres que nous arrivons puisque nos 470 observations concernent 281 garçons, soit 60 pour 100 et 189 filles. Nous avons vu que les rapports sont les mêmes qu'il s'agisse de surdité congénitale ou de surdité acquise. D'une façon globale nous trouvons, d'après notre statistique, *67 filles sourdes-muettes pour 100 garçons.*

La surdi-mutité chez les différents peuples

Les sourds-muets n'existent pas dans la même proportion chez les différents peuples.

Le tableau classique, emprunté à Mygind et que nous reproduisons, montre, rien que pour l'Europe, une grande différence entre les diverses nations.

Sur ce tableau ne figure pas la Russie où une statistique récente établie d'après les constatations des conseils de révision indique une population minimum de 200.000 sourds-muets ; le pourcentage dans ce pays doit être pour le moins aussi considérable qu'en Suisse où l'on compte 245 sourds-muets pour 100.000 habitants alors qu'il n'y en a que 43 pour 100.000 en Belgique et en Hollande.

Cette différence peut être due en partie au climat

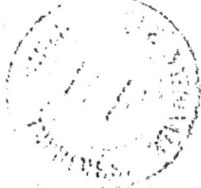

Répartition des sourds-muets
dans les différents pays

NATIONS	NOMBRE de sourds-muets par 100.000 habitants	NOMBRE TOTAL des sourds-muets
Suisse......................	245	6.541
Autriche.....................	123	29.217
Duché de Bade	122	1.785
Suède........................	116	5.307
Alsace-Lorraine...............	111	1.725
Wurtemberg...................	111	1.910
Hongrie......................	109	19.024
Norvège......................	106	2.139
Prusse.......................	102	27.794
Finlande.....................	102	2.098
Bavière......................	90	4.381
Irlande......................	77	3.993
Portugal.....................	75	3.109
Grèce........................	65	1.085
Danemark	65	1.441
France.......................	58	11.460
Saxe.........................	57	1.994
Ecosse.......................	57	2.142
Italie........................	54	15.300
Angleterre...................	50	14.112
Espagne......................	46	4.625
Belgique.....................	43	1.208
Hollande.....................	43	1.977
Canada.......................	100	4.819
Etats-Unis...................	66	41.283
Colonie du Cap...............	53	802
Inde	69	196.843
Colonies anglaises............	37	1.412

et à la nature du sol, les sourds-muets étant plus
nombreux dans les pays montagneux et froids que
dans les pays plats et tempérés, à notre avis, il faut
surtout incriminer les mariages consanguins qui sont

très fréquents en Russie et en Suisse et la misère sociale.

Ce sont les mêmes raisons, pauvreté et consanguinité, qui expliquent les différences entre les races et les religions que certains auteurs ont signalées.

CHAPITRE II

PATHOGÉNIE

La Consanguinité

A toutes les époques, les unions consanguines ont été considérées comme fatales pour les enfants. L'Ancien Testament (versets du *Lévitique* XVIII), les Capitulaires des rois francs, l'Eglise du Moyen Age interdisent ces unions qui ne peuvent donner que des enfants dégénérés.

Cependant, ce n'est qu'en 1856, que Prosper Ménière, dans une communication à l'Académie de médecine, signala pour la première fois l'influence de la consanguinité sur la surdi-mutité et depuis lors, cette étiologie ayant été recherchée d'une façon systématique, fut retrouvée très souvent. Pour beaucoup d'auteurs, la consanguinité fut considérée comme la principale cause de la surdi-mutité et cette opinion se généralisa d'une façon telle qu'il fut question en Amérique d'interdire par une loi les mariages entre parents consanguins.

Comme il arrive souvent lorsqu'il s'agit d'une théorie nouvelle, on avait exagéré. L'influence de la

consanguinité est certes incontestable, mais elle ne
semble pas mériter un tel ostracisme, car les
mariages, entre cousins germains notamment, sont
loin de donner tous des enfants sourds-muets, et
comme le prouvent les statistiques, le pourcentage
de la consanguinité semble diminuer au fur et à
mesure que les observations sont plus rapprochées.

Boudin, dans une statistique établie à l'Institution
nationale de Paris et publiée par *les Annales d'Hy-
giène publique* en 1862, donnait pour 100 enfants
sourds-muets une proportion de 28 issus de parents
consanguins.

Plus tard, Ladreit de Lacharrière trouve seulement
15 pour 100.

Emile Ménière indique, d'après ses observations,
dans son *Manuel d'Otologie clinique*, la proportion
de 10,5 pour 100.

Etienne Saint-Hilaire, sur 187 sourds-muets qu'il
a examinés à l'Institut de Sourds-Muets d'Asnières,
dont il est le médecin, trouve treize fois la consanguinité, soit 7,17 pour 100.

Castex, dans son rapport au XIV° *Congrès inter-
national de Médecine* (avril 1903) sur *les causes de
la surdi-mutité*, donne pour la consanguinité un
pourcentage de 8,49 pour 100.

Sur un total de 14.474 sourds de naissance, Graham
Bell en trouve 11,8 pour 100 dus à la consanguinité
pure.

Dans nos 470 observations nous trouvons quarante-
sept fois la consanguinité, soit une proportion de

10 pour cent, la plus grande part revient aux mariages entre cousins germains qui, au nombre de 33, donnent 7 pour 100.

Mariages consanguins

Parents cousins germains............	33
Parents issus de germains...........	8
Parents, oncle et nièce.............	1
Parents, cousins au 2ᵉ degré.........	2
Grands-parents cousins germains.,...	2
Le père est cousin germain avec la grand'mère maternelle...........	1

En chiffres ronds, on peut estimer que sur 100 sourds muets, 10 ont des parents qui sont cousins germains, la consanguinité n'a donc pas, comme cause de surdi-mutité la valeur que lui attribuaient Prosper Ménière et les auteurs qui, après lui, se sont occupés de la question.

D'autre part, les mariages entre cousins germains n'engendrent pas fatalement des sourds-muets, les différentes statistiques le prouvent, notamment celle de Mitchell qui, en Ecosse, a trouvé 1 cas de surdi-mutité sur 16 mariages consanguins.

Donc, si un médecin est consulté, comme cela nous est arrivé, au sujet d'un mariage entre cousins germains, il pourra le déconseiller dans la mesure du possible, mais les statistiques que nous venons de rappeler ne l'autorisent pas à l'interdire.

En effet, non seulement les mariages consanguins

ne donnent pas tous des sourds-muets, mais encore il est rare d'en voir plusieurs dans la même famille.

Cependant, nous avons quelques observations où cette règle n'existe pas.

Dans un cas, deux jumelles dont les parents étaient *cousins germains* sont sourdes-muettes de naissance (Nous rapporterons cette observation quand nous parlerons de la gémellarité).

Dans deux autres (observations I et II) les parents étant *cousins germains*, trois enfants sont sourds-muets, une fois dans une famille de 6, l'autre fois dans une famille de 9 enfants.

Dans l'observation III concernant le mariage d'un *oncle* avec sa *nièce*, l'exaltation des tares héréditaires est manifeste car non seulement il y a deux sourds-muets dans la famille, mais on y trouve encore un dégénéré aveugle et trois fausses couches.

Si d'après nos observations la surdi-mutité multiple est peu fréquente dans les mariages consanguins, il existe assez souvent des tares chez les autres enfants et surtout une prédisposition à la mortalité dans le jeune âge et aux accouchements prématurés (obs. IV à IX).

La consanguinité détermine-t-elle la surdi-mutité congénitale ou la surdi-mutité acquise ?

Mygind dans son livre sur la *Surdi-mutité* dit que tous les auteurs sont unanimes pour affirmer que la surdi-mutité congénitale trouve plus souvent son origine dans la consanguinité que la surdi-mutité acquise.

Ssint-Hilaire, sur treize enfants sourds-muets nés de douze ménages consanguins, trouve neuf fois la surdi-mutité congénitale et quatre fois seulement la surdi-mutité acquise.

Castex déclare que l'action de la consanguinité ne se montre pas seulement pour les surdi-mutités congénitales, mais encore, à un moindre degré, pour les surdi-mutités acquises, ainsi qu'il résulte de plusieurs de ses observations.

La consanguinité produirait le surdi-mutité acquise par une prédisposition aux méningites et aux convulsions.

Nous ne croyons pas que la consanguinité puisse jouer un grand rôle dans la production de la surdi-mutité acquise car nous n'avons trouvé cette dernière qu'une seule fois (obs. X) sur 47 observations de mariages consanguins ; c'est dire que la surdi-mutité congénitale peut être considérée comme la règle dans ces conditions.

A notre avis, les causes qui produisent la surdi-mutité acquise (méningite, maladies infectieuses, etc.) ne sont pas plus fréquentes chez les enfants nés de parents consanguins que chez les autres enfants et les cas qui ont été signalés sont dus vraisemblablement à des coïncidences.

OBSERVATIONS

OBSERVATION I

D... Abel, quatre ans.

Sourd-muet de naissance.

Pas d'antécédents auriculaires.

Aucune maladie depuis la naissance.

Les parents sont *cousins germains*.

Sur six enfants, *trois sont sourds-muets*, le troisième, le quatrième et le cinquième.

Les deux premiers sont normaux et entendent bien.

OBSERVATION II

Germaine P..., dix-huit mois.

Surdi-mutité congénitale.

Aucune lésion otique visible.

Bon état général.

Les parents sont cousins germains. De plus les parents de la mère étaient également cousins germains.

Neuf enfants, dont *trois sourds-muets*.

Le quatrième était sourd-muet et est mort de méningite.

Le sixième est sourd-muet.

La jeune Germaine qui est le neuvième enfant présente tous les symptômes de la sudi-mutité.

OBSERVATION III

Suzanne V..., trois ans.

Sourde-muette de naissance.

Le père (trente-neuf ans) et la mère (vingt-six ans) sont *oncle et nièce.* Paraissent bien constitués.

Mariés depuis dix ans, ils ont eu successivement :

1° Un garçon âgé actuellement de neuf ans qui est aveugle et *minus habens ;*

2° Un garçon de sept ans qui est sourd-muet, mais il présente aussi des troubles cérébraux qui l'ont empêché d'être admis à l'Institution;

3° Une fausse couche ;

4° Une fausse couche;

5° Une fausse couche ;

6° La petite fille présentée à la consultation, âgée actuellement de trois ans, qui est sourde-muette mais paraît normale en dehors de cette infirmité ;

7° Une fausse couche.

En résumé : quatre fausses couches.

Un aveugle et deux sourds-muets.

OBSERVATION IV

D... Germaine, vingt-huit mois, sourde-muette de naissance.

A marché à l'âge d'un an.

Pas de lésions auriculaires.

Bien conformée, paraît intelligente.

Les parents sont cousins germains.

Mariés depuis douze ans.

1° Une fausse-couche au bout d'un an ;

2° Huit ans plus tard, un enfant qui meurt à onze mois de broncho-pneumonie ;

3° Quatorze mois après, l'enfant sourde-muette.

OBSERVATION V

C... René, deux ans et demi, sourd-muet de naissance.

Pas de lésions auriculaires.

Aspect éveillé.

A marché à l'âge de deux ans.

Les parents sont *cousins germains.*

Deux autres enfants plus âgés sont normaux et entendent bien.

Deux autres sont morts, l'un à quatorze ans de fièvre typhoïde, l'autre à six ans de méningite.

Enfin un autre a eu à l'âge de deux ans une méningite qui a déterminé la surdi-mutité.

Donc, deux enfants normaux, deux enfants morts jeunes, deux enfants sourds-muets, l'un de naissance, l'autre acquis.

OBSERVATION VI

Adrienne B..., cinq ans, sourde-muette de naissance.

A marché à l'âge de quinze mois.

Pas de lésions auriculaires.

Pas de maladie depuis la naissance.

Les parents sont *cousins germains*.

Deux enfants plus âgés sont normaux.

Deux autres sont morts, l'un à trois jours, l'autre à neuf mois de broncho-pneumonie.

Un avortement il y a deux ans.

OBSERVATION VII

B... Jean, quatre ans et demi.

Sourd muet de naissance.

A marché à l'âge de deux ans.

Pas d'antécédents et pas de lésions auriculaires.

Les parents sont *cousins germains*.

Un autre enfant de neuf ans est normal mais deux autres sont morts l'un à dix-huit mois de méningite, l'autre quelques jours après la naissance, d'une cause indéterminée.

OBSERVATION VIII

P... Marthe, vingt-deux mois.

Sourde-muette de naissance.

Pas de maladie depuis la naissance.

A marché à quinze mois.

Pas d'antécédents ni de lésions auriculaires. Bon état général.

Les parents sont *cousins germains*.

Un autre enfant est mort à vingt jours, de convulsions.

OBSERVATION IX

Gilbert V..., deux ans.
Surdi-mutité congénitale.

Tympans un peut grisâtres.

Rien de spécial à signaler en dehors de la surdité qui est totale.

Les parents sont *cousins germains*.

Deux autres [enfants (fillettes de neuf et douze ans) entendent et parlent bien.

Un autre enfant (le troisième) est mort de convulsions à l'âge de dix mois.

Pas d'autres sourds-muets dans la famille.

OBSERVATION X

C... Denise, quatre ans.
Surdi-mutité *acquise*.

Convulsions à l'âge de dix-huit mois.

Tympans cicatriciels. Surdité totale.

A un frère plus âgé qui entend normalement et un autre âgé de deux ans qui est également sourd-muet.

C..., Georges, deux ans. Frère de la précédente. Surdi-mutité *acquise*.

Méningite à seize mois.

Les oreilles ont suppuré. Perforation tympanique bilatérale. Surdité totale.

Les parents de ces deux enfants sont *cousins germains*.

OBSERVATION XI

L... Robert, trois ans.

Surdi-mutité congénitale.

Rien de spécial à signaler en dehors de la surdité qui est complète.

Les parents sont *cousins germains* et n'ont que cet enfant.

Le père a eu six enfants normaux d'un premier mariage non consanguin.

Influence de l'hérédité

Les mariages entre sourds-muets sont très fréquents (72 o/o d'après Fay), mais il en résulte très rarement des enfants sourds-muets ; c'est ainsi que sur 470 sourds-muets nous n'avons trouvé que deux fois des générateurs sourds-muets.

Dans un cas le père et la mère étaient sourds-muets de naissance (5 enfants 1 seul est muet), dans l'autre la mère seule était atteinte de surdi-mutité (un seul enfant sourd-muet).

Cette rareté s'explique par une loi de l'hérédité, loi de reversion, qui veut que les descendants tendent à revenir au type normal : les sourds tendent donc à engendrer des entendants.

D'après une statistique irlandaise portant sur 123 enfants nés de 98 ménages de sourds-muets, on n'a compté qu'un seul enfant atteint de la même infirmité.

D'un tableau dressé par M. E.-A FAY (*Marriages of the Deaf in America*, p. 134), nous extrayons les indications suivantes concernant les mariages entre sourds-muets :

MARIAGE des sourds	NOMBRE des mariages		NOMBRE d'enfants		POURCENTAGE	
	Total	Ayant engendré des enfants sourds	Total	Sourds	Mariages ayant engendré des enfants sourds	Enfants sourds
Les deux époux étant sourds de naissance..	335	83	779	202	24,7	25,9
L'un des époux étant sourd de naissance et l'autre entendant....	191	28	528	63	14,6	11,9
L'un des époux étant sourd de naissance et l'autre sourd accidentel	814	66	1.820	119	8,1	6,5
L'un des époux étant sourd accidentel et l'autre entendant....	310	10	713	16	3,2	2,2
Les deux époux étant sourds de naissance, tous deux ayant des parents sourds......	172	49	429	130	28,4	30,3
Les deux époux étant des sourds accidentels, tous deux ayant des parents sourds	57	10	114	11	17,5	9,6
Les deux époux étant des sourds accidentels et n'ayant ni l'un ni l'autre de parents sourds.	284	2	550	2	0,7	0,3

Comme on le voit les sourds de naissance engendrent beaucoup plus souvent des enfants sourds-muets, 25,9 pour 100 que les sourds acquis, 0,3 pour 100.

Le pourcentage augmente encore si les grands-parents sont eux-mêmes sourds, 30,3 pour 100 pour les sourds de naissance et 9,6 pour 100 pour les sourds acquis.

D'après les conclusions de Saint-Hilaire, il y a en moyenne, sur 12 à 15 ménages de sourds-muets, un enfant atteint de la même infirmité alors que le nombre d'enfants normaux pour ces mêmes ménages pourra atteindre le chiffre de 40 à 50.

La transmission de la surdi-mutité des grands-parents aux petits-enfants serait d'après l'ensemble des statistiques quatre ou cinq fois moins fréquente que la transmission directe des générateurs à leurs enfants.

D'après les chiffres relevés par Mygind, on trouve en moyenne 1 sourd-muet sur 870 ayant des grands-parents atteints de la même infirmité.

Sur nos 470 observations de sourds-muets nous n'avons jamais rencontré de grands-parents sourds-muets, c'est dire que cette transmission indirecte doit être excessivement rare.

Surdi-mutité chez les collatéraux

La surdi-mutité n'est pas très fréquente chez les

collatéraux de sourds-muets : nous ne l'avons trouvée que *7 fois sur 470.*

Trois fois l'enfant avait des tantes sourdes-muettes.

Une fois un oncle paternel était sourd-muet.

Une fois l'enfant avait deux petits cousins sourds-muets.

Deux fois l'enfant avait une cousine germaine sourde-muette.

Sur 187 sourds-muets examinés par Saint-Hilaire il ne s'en trouve que 5 qui ont des collatéraux atteints de la même infirmité.

Nous sommes loin de la proportion de 30 pour 100 indiquée par Alex Graham Bell.

Surdi-mutité chez les frères et sœurs de sourds-muets.

Bien qu'il n'y ait très souvent qu'un seul sourd-muet dans une famille comprenant plusieurs enfants, on peut parfois rencontrer cette infirmité chez les frères et les sœurs de l'enfant.

Sur nos 470 observations, nous avons trouvé 28 ménages ayant plusieurs enfants sourds-muets, soit une proportion de 6 pour 100.

Dans ces 28 cas, il s'agissait de surdi-mutité congénitale pour tous les enfants.

Voici comment se répartissaient frères et sœurs dans ces 28 ménages :

Onze avaient deux enfants, 1 garçon et 1 fille tous deux sourds-muets ;

Sept avaient 2 enfants, 2 garçons sourds-muets ;

Deux avaient 3 garçons sourds-muets ;

Un avait 1 garçon sourd-muet et 2 filles sourdes-muettes ;

Deux avaient 2 garçons et 1 fille sourds-muets ;

Un avait 2 garçons sourds-muets âgés de douze et quatre ans et 1 fille entendante, âgée de six ans ;

Un avait 2 garçons sourds-muets et 1 fille sourde-muette sur 8 enfants ;

Un avait 6 enfants dont 3 garçons sourds-muets et 1 fille sourde-muette ;

Un avait 11 enfants dont 5 morts en bas âge et deux garçons sourds-muets.

Enfin un ménage, sur 12 enfants, avait 5 sourds-muets.

Voici d'ailleurs cette dernière observation :

OBSERVATION XII

Famille composée de douze enfants.

1° Garçon, vingt-cinq ans, normal.

2° *Fille*, vingt-quatre ans, *sourde-muette* ;

3° *Garçon*, vingt-deux ans, *sourd-muet* ;

4° Fille dix-neuf ans, normale ;

5° Fille décédée à l'âge de quinze jours ;

6° *Fille*, quinze ans, *sourde-muette* ;

7° Fille, quatorze ans, normale ;

8° Garçon, mort-né,

9° *Garçon*, douze ans, *sourd-muet* ;

10° Fille, dix ans, normale ;

11° *Garçon, sept ans, sour-muet ;*

12° Garçon, quatre ans, normal ;

Donc 3 garçons et 2 filles ; tous ces enfants sont *sourds-muets de naissance.*

Les parents sont en bonne santé, n'ont aucun lien de parenté et nient toute spécificité.

Il n'y a pas d'autres sourds dans la famille.

Gémellarité

Nous avons rencontré 3 cas de *gémellarité*. Deux fois les deux jumeaux étaient sourds-muets, une fois il n'y en avait qu'un.

OBSERVATION XIII

Roger M..., et Robert M..., quatre ans et demi. *Jumeaux.* Tous deux sont atteints de surdi-mutité *congénitale.*

Un sœur âgée de deux ans est également sourde-muette.

Pas de consanguinité des parents,

Pas d'autres sourds dans la famille.

Pas d'avortement.

Pas d'autre enfant.

Rien dans l'interrogatoire des parents ni dans l'examen des enfants ne peut expliquer cette triple surdi-mutité.

OBSERVATION XIV

André G..., et Berthe G..., cinq ans. *Jumeaux.* Surdi-mutité *congénitale.*

R. Jouet   3

Pas de lésions otiques visibles.

Aucune maladie depuis la naissance.

Bon état général. Rien d'anormal en dehors de la surdité qui est totale.

Les parents sont *cousins germains* et n'ont pas d'autre enfant.

OBSERVATION XV

Berthe S..., trois ans. Sourde-muette. A une sœur *jumelle* qui entend bien.

Les parents ont eu 7 autres enfants avant les jumelles et le deuxième de ces enfants était également sourd-muet.

Les oreilles présentent de l'otite adhésive à droite et une perforation tympanique à gauche, lésions symptomatiques d'otorrhées anciennes. Quoique n'ayant jamais parlé cette enfant doit être classée parmi les sourds acquis.

Ces observations nous semblent présenter un certain intérêt, car elles schématisent les différents cas de gémellarité que l'on peut rencontrer.

Dans la première, en effet, les deux jumeaux sont du *même sexe* et sont tous *deux sourds-muets*

Dans la deuxième, les deux jumeaux sont de *sexe différent* et sont tous *deux sourds-muets*.

Dans la troisième, les deux enfants étant du *même sexe, un seul* est *sourd-muet*.

Au point de vue étiologique nous ne trouvons une explication que dans la deuxième observation où les parents sont cousins-germains.

HÉRÉDO-SYPHILIS

La syphilis joue certainement un rôle prépondérant dans l'étiologie de la surdi-mutité, mais elle est difficile à établir d'une façon précise surtout quand il s'agit de surdité congénitale chez un enfant qui ne porte pas les stigmates apparents de l'hérédo-syphilis. En vain avons-nous interrogé les parents en particulier, en essayant de les persuader que l'intérêt de leur enfant leur commandait de dire la vérité, nous nous sommes toujours heurté à des dénégations énergiques même lorsque l'examen de l'enfant avait révélé des symptômes de spécificité indéniable,

C'est surtout depuis la thèse d'Edmond Fournier sur les stigmates dystrophiques de l'hérédo-syphilis que cette étiologie a été recherchée.

« Le chapitre concernant la surdi-mutité deviendra un jour, dit Fournier, un des plus importants parmi tous ceux qui composent l'étude des dystrophies d'origine hérédo-syphilitique. »

Nous partageons cette opinion car la syphilis doit expliquer la plupart des surdités de naissance pour lesquelles nous ne trouvons aucune étiologie; la syphilis étant sans conteste la cause la plus fréquente

des avortements et des accouchements prématurés
il est logique, lorsqu'on voit dans une même famille
plusieurs fausses couches et des enfants sourds-
muets comme dans certaines de nos observations, de
penser à l'origine hérédo-syphilitique surtout si l'enfant présente encore d'autres symptômes (déforma-
tions craniennes, dents d'Hutchinson, kératite interstitielle, etc.)

Saint-Hilaire a trouvé des antécédents syphili-
tiques chez 5 sourds-muets sur 187. Deux fois la
surdi-mutité était congénitale, trois fois elle était
acquise, mais, ajoute-t-il, ces chiffres sont certainement au-dessous de la réalité et beaucoup de cas ont
dû nous échapper. Dans ces 5 cas l'aveu avait été
franchement fait.

Castex cite 6 cas de surdité de naissance où l'étiologie syphilitique ne faisait aucun doute et seulement
une fois il put obtenir l'aveu du père.

Surdité de naissance. — Personnellement, bien
qu'ayant soupçonné l'origine syphilitique dans de
nombreux cas, nous n'avons pu obtenir l'aveu du
père ou de la mère que sept fois pour des sourds-
muets de naissance sur les 348 que nous avons
observés.

Parfois, comme dans les observations (XVI à
XIX) la syphilis est antérieure au mariage et l'on
voit de nombreux avortements précéder la naissance
d'un enfant sourd-muet.

Dans d'autres observations (XX à XXIII) la syphilis a été contractée par l'un des procréateurs au

cours du mariage et après des enfants normaux surviennent des avortements et un enfant atteint de surdi-mutité.

Les cas les plus typiques sont fournis par l'observation XVIII où le procréateur syphilitique a un enfant sourd-muet avec deux femmes différentes ; l'origine syphilitique est bien nette, elle engendre uniquement la surdi-mutité.

Surdité acquise. — Le pourcentage est beaucoup plus considérable pour la surdi-mutité acquise puisque nous avons pu dépister l'étiologie syphilitique quinze fois sur 122 sourds acquis.

La tâche est d'ailleurs beaucoup plus facile car généralement la surdité a été précédée quelques années auparavant par une affection oculaire pour laquelle un traitement spécifique a été institué.

Comme dans la plupart des cas ce traitement a donné de bons résultats, les parents avouent plus aisément quand on leur affirme que la surdité a la même origine, mais, même si ces aveux n'existaient pas, le diagnostic s'impose.

La surdité acquise d'origine hérédo-syphilitique apparaît généralement entre douze et dix-huit ans, mais elle peut être plus précoce. Voici l'âge où s'est produite pour les 15 que nous avons eu l'occasion d'observer :

```
3 ans.......... 1
4 ans......... 1
6 ans......... 2
8 ans.......... 1
```

12 ans.......... 2
13 ans.......... 2
16 ans.......... 3
17 ans.......... 1
18 ans.......... 2

La première manifestation de l'hérédo-syphilis est généralement la kératite interstitielle pour laquelle les parents ont consulté l'ophtalmologiste.

Le traitement spécifique améliore la kératite mais n'empêche pas l'apparition de la surdité qui survient environ deux ans après l'affection oculaire.

L'hérédo-syphilis ne détermine pas une surdité brusque; cette surdité a une marche progressive mais cependant assez rapide puisqu'elle est complète généralement au bout de deux mois.

Comment agit l'hérédo-syphilis pour produire la surdité?

D'après Saint-Hilaire l'hérédo-syphilis peut causer des anomalies de développement dans l'oreille interne produisant ainsi des surdités congénitales ou créer des prédispositions aux convulsions, à la méningite en même temps que de la faiblesse congénitale des organes de l'ouïe qui les rendrait peu résistants à la moindre atteinte morbide.

Pour Castex, le rôle de la syphilis dans l'étiologie de la surdi-mutité ne saurait être mis en doute car nous savons, dit-il, qu'elle produit chez les enfants diverses déchéances organiques, des dystrophies, des malformations congénitales dans l'oreille notamment.

Edmond Fournier déclare que des malformations congénitales reconnaissent souvent pour cause l'hérédo-syphilis et les prédispositions morbides peuvent affecter le système nerveux et entraîner de la méningite et des convulsions.

Si les opinions de ces auteurs venaient à être confirmées d'une façon indéniable la question de l'étiologie de la surdi-mutité aurait fait un grand pas car on pourrait expliquer une foule de surdités de naissance dont la cause nous échappe soit par des méningites intra-utérines, soit par des malformations congénitales de l'oreille interne.

De plus, comme dans la surdi-mutité acquise, les méningites et les convulsions tiennent une grande place, si on pouvait arriver à expliquer ces maladies par une hérédité spécifique, la syphilis passerait d'emblée au premier rang comme cause de surdi-mutités tant acquises que congénitales.

Signalons que la surdité hérédo-syphilitique est totale et définitive ; le traitement mercuriel qui améliore la kératite interstitielle n'a aucune valeur sur les lésions de l'oreille.

OBSERVATION XVI

C. Fernand, trois ans.

Sourd-muet de naissance.

Pas de lésions auriculaires visibles.

Né avant terme (huit mois).

A marché à quatorze mois.

Pas de maladies depuis la naissance.

Avant cet enfant la mère avait fait trois fausses couches.

Le père a d'un premier lit un garçon *sourd et muet* âgé actuellement de dix-sept ans.

Syphilis paternelle il y a vingt ans.

OBSERVATION XVII

J... Julienne, deux ans et demi.

Sourde-muette de naissance.

Pas de lésions auriculaires visibles.

A marché à treize mois.

Deux avortements avant la naissance de l'enfant et deux autres depuis.

Le père a eu la syphilis il y a une dizaine d'années et n'a pas suivi un traitement régulier.

OBSERVATION XVIII

F... Georges, quatre ans.

Surdi-mutité congénitale.

Né a terme.

A marché très tard (trois ans).

Pas de lésions auriculaires visibles.

Pas de maladies depuis la naissance et pas de traces d'hérédo-spécificité.

La mère a un autre enfant plus âgé qui entend normalement, mais le père a un enfant de sa femme légitime qui est également sourd-muet.

L'origine paternelle ne faisant aucun doute, nous avons pu interroger le procréateur qui a avoué une syphilis ancienne et déclaré qu'il avait voulu faire une expérience (?)

OBSERVATION XIX

L... Marie, quatorze ans et demi.

Aucun antécédent pathologique, sauf une kératite interstitielle à l'âge de huit ans.

La surdité est apparue vers l'âge de douze ans et a eu une marche progressive.

Le traitement spécifique a été fait pour la kératite.

Pas d'autres enfants.

Le père interrogé avoue avoir contracté la syphilis il y a une vingtaine d'années.

OBSERVATION XX

C... Marthe, dix-huit ans.

Aucun antécédent pathologique, sauf une kératite interstitielle il y a deux ans.

Pas de lésions auriculaires visibles.

Deux frères âgés de vingt-six et vingt-deux ans sont normaux.

La mère a constaté la syphilis au septième mois de sa grossesse alors qu'elle était enceinte de la jeune Marthe.

Depuis elle a eu un enfant qui a vécu quinze jours, un mort-né au huitième mois de la grossesse et un enfant qui est mort à treize mois des suites d'une maladie indéterminée.

OBSERVATION XXI

H... Berthe, deux ans.

Sourde-muette de naissance.

Pas de lésions auriculaires visibles. A marché à dix mois.
Cinq autres enfants plus âgés sont normaux.

Il y a eu un avortement avant la naissance de l'enfant et
un autre depuis.

Le père avoue une syphilis postérieure à la naissance des
cinq premiers enfants.

OBSERVATION XXII

B... Emilienne, trois ans.

Sourde-muette de naissance.

N'a jamais parlé.

Pas de lésions auriculaires visibles.

Six autres enfants plus âgés normaux.

Un avortement avant la naissance de l'enfant et un autre
depuis.

OBSERVATION XXIII

H... Léon, quatre ans.

Sourd-muet de naissance.

Pas de lésions auriculaires visibles.

Les trois premiers enfants sont normaux.

Après le dernier qui a dix-huit ans, il y a eu une fausse
couche au bout de cinq ans pour un enfant sourd-muet puis

trois ans après le jeune André qui est également sourd-muet.

Syphilis paternelle postérieure à la naissance des trois premiers enfants.

OBSERVATION XXIV

L. Martial, treize ans.

Né à terme. A marché à quatorze mois.

Pas d'antécédents auriculaires.

Kératite interstitielle il y a deux ans.

La surdité est apparue il y a environ deux mois, elle a augmenté progressivement et est aujourd'hui totale.

L'enfant n'entend absolument rien.

Deux enfants sont morts de méningite à l'âge de dix-huit mois.

Un autre de diphtérie.

Deux autres sont morts à la naissance.

Le père est mort à l'âge de trente-huit ans de paralysie générale.

OBSERVATION XXV

H... Eugénie, dix-sept ans.

Née à terme.

Pas de maladies dans l'enfance.

Pas d'antécédents auriculaires.

Kératite interstitielle il y a deux ans, a suivi le traitement mercuriel.

La surdité a débuté il y a trois mois et est aujourd'hui totale.

Le père interrogé nie la syphilis.

Mais une autre intervention est possible.

OBSERVATION XXVI

P... René, seize ans.

Né à terme.

Pas de maladies dans l'enfance.

Kératite interstitielle il y a quatre ans, avec récidive il y a un an : le traitement spécifique a été fait.

La surdité a débuté il y a deux ans, a augmenté progressivement, elle est aujourd'hui totale.

Deux autres enfants sont morts à l'âge de six semaines.

ETIOLOGIE DE LA SURDI-MUTITÉ
ACQUISE

Nous possédons des renseignements beaucoup plus précis pour la surdi-mutité acquise et l'étiologie est facile à établir.

D'une façon générale, on peut diviser les causes des surdités acquises en trois grandes classes :

1° *Les affections du cerveau et des méninges* ;

2° *Les maladies infectieuses* ;

3° *Les traumatismes.*

Voici comment se répartissent les *122 cas* de surdité acquise que nous avons eu l'occasion d'observer :

Convulsions.....................	26	soit	21 o/o
Méningite......................	28	—	23 o/o
Méningite cérébro-spinale......	23	—	19 o/o
Broncho-pneumonie avec otites.	8		
Rougeole.......................	5		
Scarlatine......................	3		
Fièvre typhoïde................	1		
Pneumonie.....................	3		
Diphtérie	2		
Grippe infectieuse.............	2		
Oreillons......................	1		
Chutes........................	5		
Hérédo-syphilis	15		

Méningites

Comme on le voit la première classe est de beaucoup la plus importante puisque méningites et convulsions forment *63 pour 100* du contingent.

Saint-Hilaire a trouvé seulement 5o,1 pour cent
et Castex 3o pour cent.

Nous décrirons les lésions constatées aux autopsies quand nous étudierons l'anatomie pathologique.
Qu'il nous suffise de dire que, d'après la très grande
majorité des auteurs, les complications auriculaires
des diverses sortes de méningites sont uniformément
les mêmes et que la clinique et les autopsies
montrent que l'infection se propage des méninges à
l'oreille.

Nous ne sommes pas tout à fait de cet avis et
tout en admettant que les lésions otiques sont souvent secondaires à la méningite nous croyons qu'il y
a un grand nombre de cas où l'otite est primitive et
la méningite secondaire, la surdité même dans ces cas
pouvant apparaître après la manifestation de la méningite, le processus infectieux ayant gagné les
méninges avant d'avoir détruit complètement le
labyrinthe.

Nous croyons aussi que la méningite peut déterminer une surdité totale par lésion centrale, l'oreille
étant intacte : cette variété de surdité se produirait
dans les cas où nous trouvons des tympans normaux
et des oreilles moyennes normales alors que dans la

première catégorie pourraient être placés tous les cas de surdité acquise par méningite où il existe soit des perforations tympaniques, soit de l'otite adhésive.

A l'appui de cette opinion nous signalerons que nous n'avons pas trouvé d'antécédents auriculaires chez les vingt-six sourds acquis à la suite de convulsions alors que nous avons constaté soit des perforations tympaniques, soit des traces d'otite adhésive chez 36 des 51 sourds-muets acquis à la suite de méningite.

L'âge où se produisent ces méningites est variable, mais nous avons trouvé la plus grande fréquence entre huit et dix-huit mois.

L'apparition de la surdité est généralement rapide (trois à quatre jours) dans la méningite cérébro-spinale ; elle est plus tardive dans les autres méningites : dans un cas de Castex la surdité ne fut complète que huit mois après la guérison de la méningite et dans un cas de Mygind ce ne fut qu'au bout d'un an que la surdité se produisit.

D'autre part la surdité d'emblée totale dans la cérébro-spinale est d'ordinaire progressive dans les centres méningites, quel que soit l'agent pathogène (bacilles de Koch, d'Eberth, pneumocoques, streptocoques coli-bacille).

Maladies infectieuses

SCARLATINE. — Nous trouvons trois fois la scarlatine comme cause occasionnelle de surdi-mutité.

Saint-Hilaire n'en signale qu'un cas sur 90 : c'est donc une complication rare malgré la fréquence des otites dans cette maladie.

Cependant en Allemagne, en Norvège et en Suède les statistiques donnent un pourcentage beaucoup plus fort.

Mygind 20 o/o, Uchermann, 27, 5 o/o, Schmaltz, 42,6 o/o.

La surdité apparaît surtout à la période de desquamation.

Tous les auteurs sont d'accord pour admettre que l'infection partie du pharynx gagne la trompe d'Eustache puis l'oreille moyenne et enfin l'oreille interne qui est atteinte soit à travers les fenêtres ovale et ronde, soit par l'intermédiaire des vaisseaux lymphatiques (Moos et Mygind).

ROUGEOLE

La rougeole a été signalée comme cause de surdi-mutité par Itard.

Nous la trouvons cinq fois sur cent vingt-deux soit une proportion de 4 o/o qui est d'accord avec celles fournies par la plupart des auteurs (3 à 4 o/o).

Saint-Hilaire l'a observée sept fois sur quatre-vingt-dix soit une moyenne de 7,77 o/o et le pourcentage le plus élevé est celui de Lemcke qui donne 8,33 o/o.

Fièvre typhoïde

La fièvre typhoïde est très rarement une cause de surdi-mutité puisqu'elle ne figure qu'une fois sur cent vingt-deux.

Saint-Hilaire l'a observée trois fois sur quatre-vingt-dix ; Mygind donne une moyenne de 0,6 o/o alors que d'autres auteurs donnent des proportions beaucoup plus considérables.

Hartmann 20 o/o, statistique irlandaise 13,5 o/o.

Cette différence dans le pourcentage peut-être due à des erreurs de diagnostic et d'après Saint Hilaire il est probable que des cas de méningite cérébro-spinale, dont la marche a souvent des allures ty-phiques, se sont égarées dans ce groupe.

Diphtérie

Bien que les complications auriculaires soient fréquentes dans la diphtérie, peu de surdités semblent en résulter puisque nous ne la trouvons que deux fois sur nos 122 observations.

Graham Bell donne un pourcentage de 0,8 o/o, Lemcke 1,5 o/o, Saint-Hilaire 4,44 o/o.

Oreillons

Les oreillons sont une cause rare de surdité 1 sur 122.

R. Jouet   4

La surdité serait due à une localisation analogue à l'orchite ourlienne et serait brusque, totale et irrémédiable.

BRONCHO-PNEUMONIE AVEC OTITES

Nous trouvons huit fois la broncho-pneumonie, soit une proportion de 6,5 o/o.

Ainsi que pour la grippe infectieuse qui figure deux fois, le processus serait le même que dans la scarlatine.

Traumatismes

Les traumatismes et notamment les chutes sur la tête sont une cause assez fréquente de surdi-mutité.

Graham Bell indique 3 o/o, Lemcke 5 o/o, Saint-Hilaire 3,33 o/o.

Elle figure cinq fois sur cent vingt-deux dans notre statistique, soit dans 4 o/o des cas.

Ces cinq chutes se sont produites aux âges suivants : une à un an, une à deux ans, deux à deux ans et demi, une à quatre ans.

CHAPITRE III

ANATOMIE PATHOLOGIQUE

L'anatomie pathologique de la surdi-mutité n'est pas très bien connue, car une étude complète des lésions déterminées par les diverses variétés de surdités n'a pas encore été faite.

La plupart des observations ne donnent que les résultats de l'examen macroscopique, ce qui n'est pas suffisant. Quand l'examen histologique a été pratiqué, il ne donne que des renseignements vagues, car tantôt il n'a porté que sur le labyrinthe, tantôt seulement sur la lésion cérébrale.

OREILLE EXTERNE. — Une seule lésion que nous avons eu l'occasion de constater chez deux jumeaux peut déterminer la surdi-mutité complète, c'est la malformation congénitale des pavillons avec oblitération complète des conduits. Ces anomalies sont assez rares, mais elles ont été constatées par Saint-Hilaire, Vanoni, Hartman, Kerr Love, etc.

Tous ces auteurs ont constaté l'intégrité de l'oreille interne et de l'oreille moyenne.

Étant donné le jeune âge des enfants qui nous furent présentés, nous n'avons pu faire un examen.

complet et n'avons pu, entr'autres, tirer aucune conclusion par l'épreuve des diapasons. Nous aurions voulu revoir ces enfants quelques années plus tard, mais les parents n'ont pas répondu à notre convocation.

OREILLE MOYENNE. — Les lésions qui ont été constatées dans l'oreille moyenne surtout dans les surdités acquises ne diffèrent pas de celles que l'on constate chez un sujet dont les oreilles ont suppuré pendant de longues années et elles ne suffisent pas à expliquer la surdité totale. Comme l'a fait remarquer notre maître Grossard, les enfants qui présentent une lésion de la caisse sont moins sourds que les autres. Dans la plupart des cas de surdités de naissance qui ne sont pas consécutives à une otite suppurée, le tympan est intact et on ne constate que des lésions de sclérose banale.

Signalons que dans quelques cas, la trompe d'Eustache n'existait pas et était remplacée par du tissu osseux ou par du tissu fibreux.

OREILLE INTERNE. — C'est surtout dans les lésions de l'oreille interne qu'il faut rechercher la cause la plus fréquente de la surdi-mutité, mais malheureusement les examens histologiques sont difficiles à pratiquer dans cette région.

On a parfois constaté une absence complète du labyrinthe membraneux ou du labyrinthe osseux.

Scheibe dans deux autopsies a signalé une atrophie des filets nerveux du saccule, de l'utricule et du limaçon.

Michel a rapporté deux observations où il n'existait pas d'oreille interne ni de nerf acoustique.

Baratoux a constaté chez un sourd-muet mort à cinquante-cinq ans de broncho-pneumonie, la destruction complète des organes de Corti.

Dans deux cas de Moos et de Politzer, canaux semi-circulaires et limaçon n'existent pas et sont remplacés par du tissu osseux.

Encéphale. — Des lésions variées ont été constatées dans l'encéphale.

Dans un cas de Rosenthal le bulbe présente une consistance d'une dureté anormale.

Dans un cas d'Uchermann, la circonvolution de Broca est plus petite qu'à l'état normal.

La circonvolution temporale supérieure est plus grêle qu'à l'état normal.

Une observation de Mygind signale un aplatissement de la partie postérieure de la circonvolution de Broca.

Nous avons eu l'occasion d'assister à l'autopsie de deux jeunes sourds-muets qui fut pratiquée par nos maîtres, les Drs A. Castex et Th. Leroux. L'examen histologique fut confié au Dr L. Marchand, médecin de l'Asile national de Charenton.

Dans ces deux cas, on a constaté macroscopiquement des lésions de méningite ancienne et au microscope une dégénérescence de la branche cochléaire du nerf auditif, des tubercules acoustiques et des stries acoustiques.

En résumé, il résulte de toutes les autopsies que

la surdi-mutité congénitale ou acquise est due soit à une atrophie, soit à une dégénérescence soit à une ostéo-sclérose des organes de l'audition et particulièrement des organes centraux (labyrinthe et zone cérébrale auditive).

———

CHAPITRE IV

DIAGNOSTIC

Le diagnostic de la surdi-mutité est rarement fait dans les premiers mois qui suivent la naissance car, d'une façon générale, le médecin n'est pas consulté à cette époque.

C'est ordinairement quand l'enfant a atteint l'âge de deux à trois ans que les parents, inquiets du retard de la parole qu'ils constatent, viennent trouver l'auriste.

L'interrogatoire des parents ne révèle rien car ils répondent neuf fois sur dix que l'enfant entend très bien, qu'il dit *papa et maman*, qu'il essaye de parler, mais qu'il ne peut y parvenir *sans doute à cause du filet.*

Rapidement, le médecin qui a l'habitude des sourds-muets se rend compte qu'il a affaire à un enfant de cette catégorie. Pendant qu'un aide attire l'attention du bébé sur un objet quelconque, on détermine un bruit à faible distance en arrière (sifflet, pistolet, etc.); l'enfant ne bronche pas, il n'a aucun réflexe cochléo-palpébral : il s'agit d'un sourd-muet.

L'examen des oreilles montre parfois des traces

d'otite ancienne avec perforation tympanique et on apprend que l'enfant a été atteint d'une des maladies infectieuses dont nous avons parlé, mais souvent on ne remarque aucune anomalie, sauf un peu de sclérose des tympans.

L'examen des fosses nasales et du pharynx ne présente rien de particulier ; les végétations adénoïdes ne sont pas plus fréquentes que chez les autres enfants et d'ailleurs elles ne suffiraient pas à expliquer une surdité totale.

Quand l'enfant est plus âgé, on peut faire l'épreuve des diapasons ; parfois le demi-sourd perçoit le diapason à la mastoïde, mais le sourd complet ne perçoit que la vibration qu'il compare à la sensation qui serait produite par le contact de fourmis.

L'examen du larynx montre, en général, des cordes molles, un peu parésiées, rarement atrophiées.

PRONOSTIC

Le diagnostic de surdi-mutité posé, le pronostic est fatal au point de vue de l'audition, car aucun traitement ne peut l'améliorer et le rôle du médecin consiste simplement à faire prendre patience aux parents jusqu'au moment où l'enfant aura l'âge requis pour entrer dans une des écoles spéciales dont l'INSTITUTION NATIONALE DES SOURDS-MUETS DE PARIS est le modèle.

CHAPITRE V

PROPHYLAXIE

Il pourrait exister, à notre avis, une prophylaxie de la surdi-mutité tant congénitale qu'acquise.

Surdi-mutité congénitale

Il est relativement aisé de lutter contre deux des principaux facteurs que nous avons étudiés : la consanguinité et la syphilis.

Pour éviter les manifestations de la consanguinité on déconseillera dans la mesure du possible les mariages entre cousins germains.

Si le médecin est consulté au sujet d'un mariage par un syphilitique il devra l'interdire si l'infection est récente ; si elle est ancienne, si le malade s'est régulièrement soigné pendant quatre années, si sans traitement préalable il y a un Wassermann négatif, le mariage pourra être autorisé après six mois de traitement intensif.

Si la femme devient enceinte, elle devra suivre un traitement spécifique et l'enfant après sa naissance devra suivre également le traitement.

Un médecin remarque-t-il, comme dans plusieurs de nos observations, un ou deux enfants sourds-muets succéder à des avortements ou à des accouchements prématurés, il devra soupçonner la syphilis, conseiller sous un prétexte quelconque l'examen du sang des parents ou des enfants et dans le cas de Wassermann positif, il instituera le traitement.

Nous croyons qu'on diminuerait ainsi de façon sensible le contingent de la surdi-mutité congénitale car quoique, empêché par les circonstances, nous n'ayons pu rechercher chez les sourds-muets les nouveaux stigmates de la syphiliis héréditaire récemment signalés par Sabouraud (1), nous sommes persuadé qu'elle joue un plus grand rôle que celui indiqué par notre statistique et qu'elle doit expliquer la plus grande partie des surdités dont la cause nous échappe.

La prophylaxie des surdi-mutités qui résultent pour certains auteurs de *l'alcoolisme* et de la *tuberculose* des parents (étiologie que nous n'avons pu vérifier) relève de la lutte générale contre ces fléaux.

Surdi-mutité acquise

Beaucoup plus important est le rôle du médecin quand il s'agit de prophylaxie de surdités acquises. Trop longtemps les écoulements d'oreilles ont été

1. Sabouraud, *la Syphilis héréditaire qu'on ignore* (*Presse médicale*, 17 mai 1917).

considérés comme un mal nécessaire. On ne saura
jamais combien de malheureux sont devenus sourds
à la suite de cette erreur qui était partagée par de
trop nombreux médecins. Heureusement, depuis
quelques années, on consulte plus facilement le spécialiste et les otites sont mieux soignées ; c'est à
notre avis une des raisons qui ont fait passer les surdités acquises, autrefois si fréquentes, au second
plan.

Non seulement les otites sont mieux soignées mais
elles sont aussi plus rares qu'autrefois, grâce à l'abla-
tion des végétations adénoïdes qui est devenue une
intervention fréquente. Souventes fois nous avons
entendu dire qu'un médecin ayant constaté la pré-
sence de végétations adénoïdes chez un enfant avait
conseillé d'attendre l'âge de sept ans pour le faire
opérer.

Pourquoi cet âge fatidique de sept ans? Nous
l'ignorons, mais ce que nous savons bien, c'est que
cet enfant ayant une source d'infection à l'entrée de
l'oreille sera exposé aux otites et à toutes leurs complications (mastoïdite, labyrinthite, surdité, méningite, etc...).

Il faut donc que l'enfant porteur de végétations
adénoïdes soit opéré le plus tôt possible et cette opération ne doit pas être une opération provisoire
comme beaucoup le pensent encore. On ne doit pas
se contenter d'enlever avec la pince la partie centrale des végétations de façon à permettre à l'enfant
de respirer.

L'opération doit être complète, quel que soit l'âge de l'enfant car ce sont surtout les végétations qui se trouvent au niveau des trompes d'Eustache qui sont dangereuses et seule la curette peut les enlever.

Un certain nombre de surdités acquises sont consécutives aux maladies infectieuses. Là encore le spécialiste doit intervenir à la moindre alerte et toujours il sera bon de faire au cours de ces maladies une désinfection soignée des fosses nasales et des oreilles : nous réduirons ainsi au minimum les complications otiques.

Enfin il est surtout une mesure prophylactique qu'il serait désirable de voir entrer dans la pratique courante, nous voulons parler de la *désinfection systématique des fosses nasales et du conduit auditif externe, au moment de la naissance.*

On connaît les résultats merveilleux obtenus par la désinfection des yeux du nouveau-né ; l'ophtalmie purulente est devenue une rareté. Pourquoi n'en serait-il pas de même pour les oreilles ?

La même flore microbienne qui contamine les yeux, peut pénétrer dans les fosses nasales lors des premières inspirations, elle y séjourne, s'y développe, gagne le cavum, les trompes d'Eustache et les oreilles moyennes qui peuvent également être infectées par les secrétions purulentes accumulées dans le conduit auditif externe.

L'oreille moyenne se trouve véritablement prise entre deux feux et il est même extraordinaire que les otites ne soient pas plus fréquentes.

Cette désinfection pourrait se faire d'un façon très simple.

Pour le conduit auditif externe, il suffirait de faire dans chaque oreille une petite injection avec de l'eau bouillie tiède en se servant d'une petite poire toute en caoutchouc et d'introduire ensuite dans le conduit quelques gouttes d'eau oxygénée dédoublée.

Pour les fosses nasales les désobstruer soit avec un petit stylet garni d'ouate aseptique |soit avec un aspirateur spécial et introduire ensuite dans chaque narine en se servant de la seringue nasale de Marfan quelques gouttes d'huile eucalyptolée à 1 pour 50 ou d'eau oxygénée à 4 pour 100.

Nous sommes convaincu que ces quelques mesures prophylactiques seraient très efficaces contre la surdi-mutité acquise.

CHAPITRE VI

THÉRAPEUTIQUE

Il n'existe pas de traitement médical de la surdi-mutité qu'elle soit congénitale ou acquise.

Aucun des appareils qui ont été préconisés, d'une façon plus ou moins scientifique contre la surdité, n'a donné de résultats et leurs auteurs n'ont pu que faire entrevoir aux parents des espérances qui ne se sont pas réalisées.

Il n'y a qu'un seul traitement de la surdi-mutité, c'est le traitement pédagogique constitué par la *méthode orale* pratiquée depuis 1880 à l'Institution nationale des Sourds-Muets de Paris et qui est maintenant en usage dans toutes les écoles françaises.

Grâce a cette méthode, grâce aussi à l'admirable dévouement des professeurs qui consacrent leur vie à cette tâche pénible entre toutes, les sourds-muets arrivent à parler autrement que par des signes et par la *lecture sur les lèvres*, ils peuvent saisir sur la bouche de leur interlocuteur la parole qu'ils ne peuvent entendre.

Les résultats obtenus sont excellents puisque

presque tous les élèves parlent et acquièrent une instruction correspondant pour la plupart au certificat d'études et pour certains aux brevets de l'enseignement primaire.

La méthode orale n'a rien d'empirique et les travaux sortis du *Laboratoire de la Parole* créé en 1912 à l'Institution Nationale des Sourds-Muets de Paris par le directeur de cet établissement, M. Victor Collignon, ont élargi son horizon et l'on fait sortir du cadre restreint des sourds-muets pour la placer au premier rang des méthodes scientifiques qui s'occupent des phénomènes du langage.

Par un décret ministériel récent le *Laboratoire de la Parole* que dirige d'une façon si brillante M. Marichelle, vient d'être rattaché à l'Ecole des Hautes-Etudes.

Voilà donc la méthode orale partie vers de nouveaux destins. Tout en restant fidèle aux jeunes sourds-muets elle a voulu participer, elle aussi, au soulagement des victimes du conflit mondial et nombreux sont déjà les *sourds de guerre* qui, les uns (sourds complets) par la *lecture sur les lèvres*, les autres (sourds partiels) par la *rééducation auditive à voix nue*, ont été rendus à la vie normale après un court séjour dans la vieille maison de l'abbé de l'Epée.

CONCLUSIONS

La surdi-mutité congénitale est environ *trois fois plus fréquente* que la surdi-mutité acquise.

La surdi-mutité est plus fréquente chez les garçons que chez les filles.

SURDI-MUTITÉ CONGÉNITALE

La *consanguinité* n'a pas, comme cause de surdi-mutité, la valeur que lui attribuaient les anciens auteurs.

L'*hérédo-syphilis* doit jouer un grand rôle dans l'étiologie de la surdi-mutité. Son pourcentage sera très certainement augmenté quand les stigmates seront recherchés d'une façon systématique chez les sourds-muets.

SURDI-MUTITÉ ACQUISE

Les *affections du cerveau et des méninges* sont la cause la plus fréquente des surdi-mutités acquises.

Viennent ensuite les *maladies infectieuses* et plus particulièrement la *rougeole*, la *scarlatine*, la *pneumonie*.

ANATOMIE PATHOLOGIQUE

D'après l'ensemble des autopsies la surdi-mutité

congénitale ou acquise est due soit à une atrophie, soit à une dégénérescence, soit à une ostéo-sclérose des organes de l'audition.

PROPHYLAXIE

Contre la surdi-mutité congénitale. — Déconseiller dans la mesure du possible les mariages consanguins. Interdire le mariage à tout syphilitique n'ayant pas suivi un traitement régulier.

Contre la surdi-mutité acquise. — Désinfection des fosses nasales et des conduits auditifs externes de l'enfant au moment de la naissance et au cours des maladies infectieuses.

Opération radicale des végétations adénoïdes à n'importe quel âge.

Traitement spécifique pour les enfants présentant des symptômes d'hérédo-syphilis.

TRAITEMENT

Pas de traitement médical contre la surdi-mutité.

Placer le jeune sourd-muet dans une institution spéciale dès qu'il a l'âge requis pour être admis.

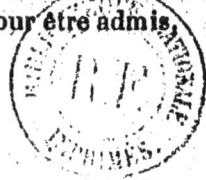

BIBLIOGRAPHIE

Itard. — Traité des maladies de l'oreille et de l'audition.
  Paris, 1821.

Ménière (P.). — Recherches sur l'origine de la surdi-mutité
  (Gazette médicale de Paris, 1846).

— Du mariage entre parents considéré comme cause de
  surdi-mutité congénitale (Gazette médicale de Paris,
  1856).

Mygge. — Pathology of deaf mutism., 1880.

Baratoux. — Contribution à l'étude des altérations de
  l'oreille dans la surdi-mutité (Ann. des maladies
  d'oreille et larynx. Paris, 1881).

Moos (S). — Etiology and results of examination of 40 cases
  of congenital deafness (Arch. of. otol., 1882).

Ladreit de Lacharrière. — Surdi-mutité (Dictionnaire ency-
  clopédique, 1884).

Graham Bell (Alex.). — Sur la production par sélection
  d'une race de sourds-muets aux Etats-Unis (Mémoirs
  of the National Academy of Sciences. Washington,
  1884).

Mygind (H.). — Die angeborene Taubheit; Bertrag zur
  Actiologie und Pathogenese der Taubstummheit
  (Berl. A. Hirschwold, 1890).

Fournier (A.). — L'Hérédité syphilitique. Paris, 1891.

Lemcke. — Sur les causes de la surdi-mutité et les moyens
  de la prévenir (Deut. med. Woch., 1892).

Fay (E.-A.). — Marriages of the Deaf in America (Arch. of
  otology, 1894).

Kerre Love. — Deaf mutism., 1896.

Scheibe. — Anatomie pathologique de la surdi-mutité (Arch. of otology, 1897).

SaintHilaire (E.). — La Surdi-mutité. Paris, 1900.

Legrand (A). — Mariage des sourds en Amérique (Revue générale de l'enseignement des sourds-muets. Paris, 1900).

Marichelle et *Dufo de Germane.* — L'Enseignement auriculaire dans les écoles de sourds-muets, 1900).

Schmiegelow. — Examen fonctionnel des sourds-muets en Danemark, 1901.

Gastex (A.). — Causes de la surdi-mutité (Congrès de Madrid, 1903).

   — Etudes sur l'audition (Bulletin de Laryngologie, Ot. et Rhin.).

Gastex (A.) et *Marchand (L.).* — Etude anatomique et histologique sur la surdi-mutité (Bulletin de Laryng. Ot. et Rhin., 1906).

Revue générale de l'enseignement des sourds-muets publiée par le corps enseignant de l'Institution nationale des Sourds-Muets de Paris, 1899-1917.

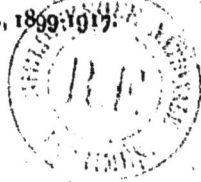

Imp. de la Faculté de Médecine, 15, rue Racine, Paris — 3405-17

www.ingramcontent.com/pod-product-compliance
Lightning Source LLC
Chambersburg PA
CBHW070825210326

41520CB00011B/2121